Dᴿ D. RENIER

UN·MOT

sur la

RAGE VIRULENTE

et sur

L'INOCULATION DU VIRUS RABIQUE

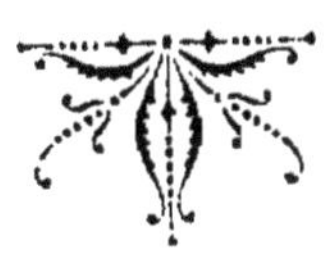

TURIN

LIBRAIRIE C. TRIVERIO

Rue du Po, 11.

—

1887

UN MOT

SUR LA

RAGE VIRULENTE

ET SUR

L'INOCULATION DU VIRUS RABIQUE

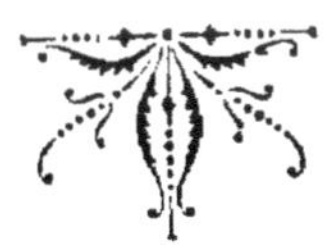

TURIN

LIBRAIRIE C. TRIVERIO

Rue du Po, 11.

—

1887

PRÉFACE

" Qui non intelligit, aut discat,
" aut sileat „.

DREE.

Ennemi de la mauvaise foi et de la tromperie; je dirais: N'allez pas vite, soyez logiques et sincères; *parce qu'il est plus honorable et plus utile à l'humanité et à la science avouer nos défauts et notre ignorance, que faire parade de mensonges.*

Jusqu'à la moitié du XIX siècle, l'Italie comptait beaucoup d'autorités et d'ouvrages en médecine vraiment philosophiques et originaux: aujourd'hui les autorités et les traités philosophiques sont presque disparus, et à sa place nous trouvons beaucoup de valets très humbles envers les étrangers.

A présent dans quelques cliniques on vante (sérieusement et gravement) que la Pneumonite aiguë, traitée avec des bains froids sur la poitrine (méthode allemande), ou avec des cataplasmes de lin, guérit en cinq ou six jours. Railléries..... tabarinages!

Aujourd'hui on voit partout les médecins revenir au système de Brown, déjà réprouvé et rejeté; et dans les aiguës proscrire la saignée, et prescrire de la viande, des oeufs, du vin, à pleines mains, dans la supposition ou la croyance que les Italiens soient aussi froids et gourmands que les peuples du Nord.

Si l'on voulait dire toutes les singeries qui aujourd'hui ont lieu dans les écoles, et qui cherchent à renverser tout ce que nous ont appri l'étude et les expériences des anciens, on aurait à remplir un gros livre qui n'appartiendrait pas du reste à cet argument.

Jadis le médecins étaient de fous partisans du système de Hahnemann, vrai mélange d'imposture; et à présent on voit des Italiens, pris du Miryachit, se faire proselytes de M. Koch et des Bacilles; de M. Pasteur et de son inoculation.

En réfléchissant sur ces dangereux égarements des médecins, j'ai cru être mon devoir de dire quelques mots sur la rage virulente et sur l'inoculation du virus rabique pour la cure préventive.

D.r Dominique André Renier.

La *rage virulente*, connue dans la plus haute antiquité, nous la trouvons décrite dans *Cælius Aurelianus* qui recueillit beaucoup d'idées des auteurs anciens, lesquelles nous servent pour connaître les viellies doctrines.

Parmi les causes, *Cælius* compte la morsure des animaux enragés, les blessures de leurs griffes, etc.

Il nous rapporte le cas d'une couturière qui, pour coudre un habit déchiré par la morsure d'un animal enragé, pressait avec ses lèvres les parties lacérés imbibées de sa salive. Au troisième jour la rage se déclara chez cette femme.

Sur les symptômes et sur la diagnose nous dirons seulement que la *rage virulente* fut retenue chez les médecins une maladie éminemment nerveuse.

Nous avons dit que cette maladie est produite par un *virus* inoculé moyennant la morsure des animaux hydrophobiques. Toutefois chez les chiens et les autres animaux cette maladie se déclare sans doute d'une manière spontanée; mais chez les hommes la spontanéité est douteuse, puisqu'il peut se présenter des maladies avec de phénomènes nerveux semblables à ceux de l'hidrophobie.

Toutefois *Marcello Donato* et *Salio Diverso* nous en racontent des cas.

Quant à la rage inoculée, il faut savoir que la morsure n'est pas le seul moyen pour la communiquer, et qu'il suffit de se souiller les mains avec la bave d'une chien enragé pour s'attirer cette maladie.

Cardano et *De Grado* nous racontent des cas; et le *Swieten* narre que deux garçons ayant vu un chien mélancolique qui refusait de manger et de boire, et croyant qu'il avait quelque maladie dans sa bouche, l'ouvrirent et se souillèrent les mains de sa salive qui coulait copieusement. Ces garçons devinrent hydrophobes: un mourut, l'autre en travaillant et en suant se délivra de la maladie.

Cette maladie, terrible par sa léthalité et par ses symptômes, a toujours été l'objet d'étude, comme aussi celui d'une spéculation des charlatans.

Les médecins ont cru, comme nous l'avons dit, que le *virus rabique* exerçait son action primitive sur le système nerveux; et dans cette croyance ils prescrivaient l'*opium* à haute dose pour usage interne (*Vaughan* et *Babington*); l'*opium* et la *morphine* pour injection dans les veines (*Marcet, Magendie, Dupuytren* et *Booth*).

Également ont été expérimenté : la *belladone* sans effet, bien que vantée par *M. Münch* d'après l'expérience de son père; l'*ellébore* et la *nicotiane*.

Et plus récemment dans l'hôpital de Milan on essaya la *daturine*, l'*électricité*, le *curaro*; toujours sans effet.

Si je voulais compter le médecines vantées, je ferais un long catalogue sans profit pour le lecteur. — Quelquefois il s'agissait de substances simples; mais le plus souvent on débitait des mélanges façonnés sans connaissance, où il était impossible de retrouver le principe actif — l'*efficiens*.

Cependant vers la moitié du xviii siècle, un remède ferma l'attention des médecins: ce remède fut le *mercure*.

Jadis c'était l'opinion que le *virus* de la rage produisait une ou deux vésicules latéralement au filet de la langue (*Marochetti*), et que la cure consistait à les ouvrir. — Mais on croyait encore que la rage était produite par un petit ver caché sous le filet, et que le *mercure* servait de remède anthelmintique en produisant une salivation laquelle pour le ver était meurtrière. — Cette croyance fut soutenue par *Ambroise Paré*, et dans les derniers temps, par l'illustre *Raspail* qui donna à ce petit ver le nom d'*ascarigén linguale*.

Si aujourd'hui on croit que le *mercure* en produisant la salivation agit par l'action des *similia similibus*, nous laissons cette croyance à la foi de chacun.

En poursuivant dans notre étude, noús trouvons que *Sauvages*, dans sa dissertation sur la *rage hydrophobique*, écrite en 1748 et couronné à Toulouse, et dans sa *Nosologie Méthodique*, dit qu'il avait été constaté depuis vingt ans que la *cure mercurielle*, employée avec constance, avait *préservé* les mordus de la maladie ; et il cite l'expérience de *Desault*, de *Cavalier*, de *Darluc* et du Jésuite *Choisel* qui à Pondichéry avait sauvé par le *mercure* la vie à bien *plus de trois cents mordus*.

Tissot, *Rahan* et *Rose* confirmèrent ces résultats.

Le célèbre *Portal* nous apprend qu'*Ehrmann* par ordre des magistrats de Strasbourg publia ses observations qui constatèrent, que tous les mordus traités par le *mercure* avant l'invasion du mal, furent tous préservés de la maladie. — Ce fut à cause de cela qu'il voulut lui-même expérimenter ce remède, et par sa propre expérience il reconnut que le *mercure* était aussi *utile contre la rage* que *contre la syphilis*.

Daniel Johnson assura que dans l'Inde tous les mordus par les animaux enragés traités ensuite par le *mercure* ont été sauvés, tandis que tous ceux qui pour croyance religieuse confiaient en Braham périrent. — Tous ceux qui salivèrent, nous assure-t-il, furent sauvés.

Le célèbre *James* cite beaucoup de malades rétablis par le *mercure*, et il conclut : « J'ai tant « d'exemples de la vertu du *Mercure* pour pré- « venir et GUÉRIR l'*hydrophobie* que j'affirme fran- « chement que le *mercure* est une médecine *infail-* « *lible* contre cette maladie. »

Un journal de Venise, nous raconte que le D.ʳ *Ignace Lotti*, Proto-Médecin de l'Istrie, publia en 1775 que par la *cure mercurielle*, il avait guérit *dix personnes mordues* par un chien enragé.

Andry, commissionné, à publié en 1779 ses *Recherches sur la rage*, et parmi les moyens curatifs il a trouvé que le *mercure*, administré en abondance et sans relâche, est la médecine qu'il faut comme *préventive* et comme CURATIVE de l'*hydrophobie déclarée*.

Quinze personnes avaient été mordues à *Senlis*. — Pour surveiller la cure de ces individus furent commissionnés *Andry, Poissonier, Desperrières, Vicq-d'-Azir, Delalouette* fils et *Thouret*. — Les *frictions mercurielles* sauvèrent tous les mordus à l'exception de trois qui avaient été mordus au visage.

Le Conseiller *Hildebrandt* publia en 1788 un Essai sur cet argument, où il dit que le *mercure* est le *contrepoison* de la *rage*. — En trois mois il guérit *cent quarante-sept* hommes et *soixante-onze* bœufs. — Néammoins il remarque qu'on doit tenir compte de ce que *beaucoup de malades guérissent sans cure:* ce qui donne un grand prix au cas de *Swieten.*

Pour la *cure préventive* furent vantées les scarifications de la blessure, les ventouses sèches et celles à scarifications pour l'extraction du virus, et les boutons à feu, et la suppuration longuement soutenue.

Vonnal dit qu'ayant employé copieusement le caustique sur la partie mordue, et ayant conservé la blessure bien suppurante, il avait sauvé *plus de quatre cents personnes* de le *rage* : c'est-à-dire que par ce moyen il avait obtenue avec ·succès la *cure préventive.*

Dehne vanta beaucoup le *proscarabée;* — et *Wendt* nous dit que depuis 1810 jusqu'à 1814 — *cent quatre-vingt-quatre* personnes *mordues* furent reçues à l'hôpital de Breslau, dont la *moitié* furent blessées par des *chiens enragés;* et qu' ayant tenu à suppuration les blessures pendant six semaines, il avait obtenu la santé de *tous* les malades à l'exception de *deux.* Mais dans le traitement il employait la poudre de cantharide sur les blessures, le calomel sous forme pillulaire, et les frictions mercurielles jusqu'à salivation. Pour juger avec vérité et sans esprit de parti de la *cure préventive,* il faut que nous considérions deux points d'une très grande importance, c'est-à-dire :

1° Que non pas tous les chiens et tous les autres animaux qui errent, s'emportent et mordent, sont malades de la *rage virulente;*

2° Que non pas toutes les personnes mordues par les chiens et les animaux enragés sont affectées de rage.

I. Hunter observa que parmi *vingt et une* personnes mordues, *une seule* devint hydrophobique.

Hamilton a cru que parmi *vingt-cinq mordus un seul* serait tombé malade de la rage.

Cocchi a écrit qu'à Florence il vit beaucoup de mordus par le même chien enragé; que quelques-uns moururent malgré la prodigalité des soins; tandis que les autres, quoique non soignés, ne souffrirent point de conséquence.

Le 7 février 1886 dans la ville d'Adria, furent mordues par un chien enragé *dix personnes.* — Au 10 avril, soixante-deux jours après, le maire de cette ville m'écrivit que pas même une ne devint hydrophobique.

Si donc l'histoire nous rapporte beaucoup de ces faits, je me crois en droit de demander :

Quelle est la valeur de la *cure préventive?*

Quant à moi, le *oui* et le *non* auront la même valeur, puisque les faits susdits suffisent à paralyser toutes les vanteries.

Le traitement qui d'après moi aurait une valeure réelle, serait le *traitement de la maladie;* puisque ce serait le seul qui ne laisserait point de voie au doute — le seul qui ne permettrait pas une mise en scène brillante pour échauffer la bonhomie, nous exciter et nous piper.

C'est donc le *traitement de la maladie* qui réclamera l'étude du médecin.

Nous n'avons jusqu'aujourd'hui que la *cure mercurielle* pour la *cure préventive* et pour *celle de la maladie*; puisqu'elle seule fut essayée, constatée et trouvée utile dans les *deux cas* par tant d'illustres hommes qui publièrent leurs observations.

Nous avons dit que jadis on avait cru que la *rage virulente* était produite par un petit ver niché sous la langue, nommé par Raspail *Ascarigiène linguale*. — Or *Raspail* nous dit que « c'est une
« opinion fort ancienne que celle qui attribue
« la rage des chiens à l'action d'un ver qui s'in-
« sinue sous le filet de la langue; et quoique
« nous soyons convaincu que toute larve, tout
« acare qui le logerait dans un tissu aussi nerveux,
« soit capable de produire tous le phénomènes
« de salivation et de convulsion qui caractérisent
« cette terrible maladie, cependant nous sommes
« également porté à croire qu'un helminthe, soit
« l'*Ascaride*, soit le *Gordius* et la *Veine de Médine*,
« sont complices de la plus part de ces faits, et
« que c'est à ce genre d'insectes que les Grecs
« avaient donné le nom de *Lytta* ou *Lyssa*, par lequel
« ils désignaient le petit ver que les vétérinaires

« du temps croyaient retirer du dessous la langue
« pour preservér les chiens de devenir enragés... »
Et ensuite :

« Le Dr *Xanthos* ajoute que les *lyssas* se mon-
« trent le neuvième jour, qu'on les coupe avec un
« rasoir, en ayant soin de faire bien saigner, et
« puis de frotter les plaies avec de l'ail et du sel
« de cuisine, deux vermifuges, s'il en fut jamais.
« *Ambroise Paré* avait également remarqué que
« pour se guérir de la rage, il suffit de·manger
« promptement un ail avec un peu de pain,
« puis boire un peu de vin, *et c'est*, dit-il, *un*
« *souverain remède;* ce qui me rappelle un fait rap-
« porté par *Bastien*, dans sa *Maison rustique;* et
« qui est qu'une femme et son mari, à *Nogent-*
« *le-Rotrou*, étant devenus enragés, apres avoir été
« mordus par un chien, et se trouvant poursuivis
« par la clameur publique, se réfugièrent dans
« un grenier où étaient jonchés des oignons; dans
« un accès de rage, s'étant mis à mordre ces
« oignons, ils se trouvèrent guéris et ramenés à
« la raison comme par enchantement. »

Et puisque *Raspail* nous dit que l'oubli de cette
ancienne doctrine serait dommage, nous la recom-
mandons à l'étude des médecins, afin de la
préserver.

Et pour ne rien omettre, nous ajouterons que
M. *Vincent Bellemo*, mon ami, me fit lire dans
l'ouvrage de *M. Henry Yule* (The Book of Sir Marco

Polo, the Venetian. — Edit. II, vol. II, p. 65
Lond. 1874) que dans « le Yunnan on recueille
« la bile du Crocodile — de l'espèce de Gavigal —
« et qu'on la vende à prix élevé; puisque avec
« la même on fait une médecine très précieuse
« contre les mordus des chiens enragés. »

Sans négliger les traitements que la science
pourrait découvrir, nous croyons que jusqu'alors
et avant tout, ou ne doit pas oublier le *traitement
mercuriel*, parce qu'il a été approuvé par tant
d'autorités digne de foi. — Et nous croyons
pouvoir insister là-dessus, parce que, comme nous
l'avons dit, ce traitement a été conseillé et *pour
la cure préventive* et contre la MALADIE DÉVELOPPÉE.

On pourrait, il est vrai, me demander : si l'expérience de tant de médecins illustres était vraie et
confirmée, pourquoi fut-elle oubliée?

A cette interrogation répond *Raspail* : « C'est
« qu'il n'est pas médecin seulement, qu'il sait et
« sait fort bien toute autre chose que la méde-
« cine, et qu'il se sauve de ce qu'il *professe* et
« qu'il *ignore*, par tout ce qu'il sait fort bien,
« quoiqu'il ne le professe pas : etc. »

Poursuivons notre examen historique.

M. *Politini Vecchio* de Patagonia (Sicile), je ne
sais pourquoi, se procura de *Théophile Hartenstein*
une substance appellé *hydrophobine*, provenante de
Leipzig; il mêla cette substance avec du sucre

de lait, la divisa selon la méthode *Hahnéman-niène*; c'est-à-dire un grain avec cent de sucre — un grain de ce mélange avec cent de sucre, et ainsi à la troisième, à la quatrième atténuation.
— Par l'inoculation de cette substance il soigna *préventivement* un mordu en 1875; un second en 1878; deux en 1884; et il publia cette découverte au moyen de journaux nationaux et étrangers.

M. Pasteur en 1885 publia qu'il avait *découvert* la *cure préventive* de la rage en enjectant de la moelle nerveuse d'animaux enragés dans les tissus des animaux en santé.

Alors *M. Politini* publia un opuscule fouettant *M. Pasteur* et démontrant qu'il l'avait devancé de neuf ans, prétendant en conséquence la *priorité* de la *découverte.*

Quant à la *priorité* de la *découverte* nous remarquerons:

Qu'il y a déjà *un siècle* qu'un Italien renommé, le célèbre *Valli*, alla en Orient pour étudier la *peste à Bubon*, et qu'il y trouva que la *Petite Vérole*, dès un temps immémorial, était inoculée pour se défendre de la même maladie.

Alors il se voua à cette étude et par l'expérience et l'observation il trouva que, pour faire l'inoculation avec sureté, il fallait mêler le pus de la *Petite Vérole* au suc gastrique de la grénouille, ou bien à une petite quantité d'huile.

Ensuite il passa de la *Petite Vérole* à l'inoculation du pus de la *Petite Vérole* mêlé au pus du *bubon*, aussi bien mélangé que non avec du suc gastrique de la grénouille, ou avec de l'huile (1).

.Sur cet argoment il avait écrit au prof. *Gallini* (Giornale della medicina del secolo xviii, Venezia); et en 1808 il publia un livre où on lit:

« Io conosceva le forze del sugo gastrico sopra
« i veleni, ed i veleni animali segnatamente. —
« Il *Deidier* fece ingoiare a più riprese ed in
« quantità della bile pestiferata a due cani, e
« questi non ne furono sconcertati gran fatto. —
« *Nous* (2) *fîmes avaler à deux chiens de la bile*
« *pestiféré à plusieurs reprises, et en assez grande*
« *quantité. Ces animaux parurent tristes, et dégoûtés:*
« *ils urinaient fort souvent, surtout dès ce qu'on les*
« *touchait. Leur urine était trouble, et très puante,*
« *et leur gros excremens furent teints de la bile verte,*
« *qu'ils avaient avalé; mais, quelques jours après,*
« *ces accidens disparurent: et ces deux chiens bien*
« *rétablis jouissaient d'une parfaite santé, quoiqu'ils*
« *restassent dans une cave de la pharmacie, où ils*
« *communiquaient avec tous les autres chiens, que*

(1) Et dans une lettre écrite au Prince *Démétrius Mou-roussi* il dit:

" Eureka: L'inoculation simultanée de la peste et de la petite " vérole; l'inoculation du pus pestilentiel modifié par le suc " gastrique, ces deux moyens m'ont parfaitement réussi. La " solution de mon problème était plus difficile que celle d'Archi-" mède. „

(2) (*Savoir*, *Deidier*, *Robert* et *Rimbaud*).

« *nous pestiférions et qui étaient enfermés dans la même*
« *prison. (Deidier.* Traité de la peste).

« Io mi sono assicurato, che i cani mangiano
« senza danno la marcia pestilenziale, e che la
« trasformano in sangue ».

Le même Deidièr écrivit:

« Un chien de l'hôpital de Mail à Marseille
« suivait les chirurgiens lors des pansemens; il
« avalait avidement toutes les glandes pourries,
« et les plumasseaux chargés de pus, qu'on
« détachait des plaies des pestiférés; il léchait
« le sang qu'il trouvait répandu par terre dans
« l'infermerie. Il avait fait ce menage pendant trois
« mois, et jouissait toujours d'une santé parfaite,
« étant gai, badin, et familier avec tout venant ».

Ainsi reportait *Valli* en montrant sans jalousie
le chemin de ses études et de ses inductions;
donnant aux autres ce qui était à autrui, ne
voulant pas tomber dans le crime du plagiat.

Et après il ajoutait : « Sono di buona fede.
« A dispetto di tutti questi fatti, io non era in-
« tieramente tranquillo, perchè non certo che il
« sugo gastrico delle rane, del quale io mi va-
« leva, avrebbe avuto presa sul veleno pestifero.
« Nel 1799 essendo a Livorno, io diedi la rabbia
« a più animali mediante *l'innesto della saliva*
« *presa da un cane idrofobo.* Nessuno degli ani-
« mali inoculati con *la saliva corretta col sugo ga-*
« *strico delle rane, nessuno divenne rabbioso.*

« Io ho medicato con questo solo mestruo il
« figlio della vedova *Rossermini* di Pisa e la serva
« di casa ambedue morsicati da un cane da caccia
« furioso di rabbia. Comunicai agli ispettori di
« sanità a Parigi i risultati di queste diverse
« esperienze. Non ebbi risposta. Il mio scritto fu
« condannato all'inferno, ecc. »

Instruits ainsi par l'histoire des progrès faits
dans cette matière, nous domanderons : Qui est-ce
qui aura droit à la *priorité* de la découverte?

Pour y répondre sans passion et bien, il faut
dire; Qu'en 1771 *Samoilowitz* proposait l'inoculation comme *cure préventive* de la *peste* (Voyez
Valli); mais que vers la fin du xviii° siécle, *Valli*
tenta una méthode scientifique pour l'inoculation
de la *Petite Vérole*, de la *peste*, et c'est lui qui le
premier l'étendit à la *Rage*. — C'est ce que nous
dit l'histoire, et aucun ne peut le disputer.

Maintenant venons à l'*efficacité*, et à la *valeur*
de cette prétendue *découverte*.

M. *Politini* nous dit qu'il inocule l'*Hydrophobine*?
Qu'est-ce cette *Hydrophobine*?

Est-ce la *bave* du chien enragé? D'ailleurs s'il la
reçut de M. *Hartenstein*, savoir de Leipzig, comment
peut-il garantir la nature de cette substance? Et
pourquoi ne se procura-t-il pas la matière à ino-
culer de la *bave* du chien enragé, comme le fit *Valli?*

Et supposé encore certaine la *vérité* et la *bonté*
de l'*Hydrophobine*, nous dirons que la division faite

d'après la méthode de *Hahnemann* nous laisse toujours un très grand doute; parce qu'avant tout il faut savoir, si le principe virulant, porté à la fraction d'un centième et ensuite à la seconde et à la troisième, etc., atténuation, est encore capable de faire sentir à la fibre organique sa puissance et de s'*opposer* à la force du *virus* déjà pénétré, qui quoique latente, agit sans cesse profondément.

Et nous remarquerons en outre que l'inoculation du *virus* ne saurait être bonne que comme *cure préventive* et *seulement chez les personnes en parfaite santé;* puisque comme traitement de la maladie ou de son incubation, l'inoculation ne pourrait guère être admise comme *cure scientifique.* De fait, je ne crois pas qu'on prescrirait aux empoisonnés par la *belladone,* par l'*aconit,* par le *stramonium,* par la *stricnine,* par le *chloroforme,* par l'*hydrate* de *chlorale* etc., ces mêmes substances, puisqu'on ajouterait *somme* à *somme* et l'on pousserait les malades à l'extrême danger.

Pareillement je ne crois pas qu'on inoculerait la *petite vérole* ou le *pus* du *bubon pestilentiel* aux malades de la *petite vérole* et de la *peste;* puisque ce traitement ne serait basé sur aucun canon pathologique, pas même sur l'hypothétique *similia similibus,* puisqu'il serait fondé sur l'*identique,* chose bien différente.

J'ai écrit à *M. Politini* que si ce traitement chez *les personnes en santé* était vraiment utile, il faudrait, pour en avoir une explication, recourir à la *Zoonomie* de *Darwin* et admettre que le *virus* inoculé dans la *personne en santé*, laisse sur la fibre nerveuse une impression qui pendant longtemps lui prêterait une disposition fibreuse réfractaire à l'action du même *virus* nouvellement introduit. Et cette théorie nous donnerait encore l'explication du retour, quelquefois observé, des maladies d'infection, c'est-à-dire, lorsque cesse l'impression causée par la puissance inoculée, et par conséquent de la vertu périssable de l'inoculation.

Pour les mêmes motifs on pourrait revenir à la vieille théorie de la *fermentation* qui expliquerait également bien la vertu défensive de l'inoculation pour un temps limité.

J'écrivait au même *Politini* que la dérivation de ces maladies des *microbes* est une erreur; c'est un *qui-pro-quo;* c'est une folie de la mode. Et je crois, que l'actuelle épidemie du *choléra* l'a démontré et confirmé *en tous les tons.*

Et je disait que si le Congrès de Blois avait délibéré que *comme toutes les maladies pestilentielles avaient leur cause dans les microbes, la raye* aussi *le devait avoir, puisque contagieuse* (et cela quoique le microscope n'ait pas encore montré dans la rage cette puissante force imaginaire), il avait émis une délibération qui, pour nous, était une solennelle sottise; puisqu'elle nous donnerait pour axiome un sophisme, où les prémisses ne sont pas encore prouvées, et lesquelles peut-être ne seraient pas même suscettibles de démonstration.

A présent je viens à M. Pasteur. Je parle suivant ce que je trouve dans l'*Année scientifique* de *Figuier* 1886.

« Si l'on trépane un chien enragé pour lui
« enlever une portion de moelle du cerveau, et
« on l'injecte dans le sang d'un lapin, le lapin
« devient enragé après une quinzaine de jours
« environ d'incubation.

« Si l'on trépane ce premier lapin enragé, et
« que l'on injecte sa moelle rabique dans le sang
« d'un deuxième lapin, celui-ci devient enragé;
« mais le temps de l'incubation est beaucoup
« plus court.

« Si l'on trépane ce second lapin et que l'on
« injecte sa moelle rabique dans le sang d'un troi-
« sième de ces rongeurs, la rage met encore moins
« de temps à se développer chez ce troisième.

« A chaque transmission, la *durée* de *l'incubation*
« de la maladie diminue et l'intensité des sym-
« ptômes s'accroît. Généralement, après vingt-
« cinq transmissions successives, après une cascade
« de vingt-cinq lapins, la durée d'incubation n'est
« que de huit jours. Après vingt-cinq autres pas-
« sages elle est de sept jours, et la rage ainsi pro-
« voquée est à son maximum de gravité.

« Jusqu'à la quatre-vingt-dixième transmission,
« les moelles détachées du cerveau de ces lapins

« développent la rage. Mais si l'on coupe de ces
« moelles des longueurs de quelques centimètres,
« et qu'on les suspende dans un air sec, la viru-
« lence disparaît lentement et finit par s'éteindre.

« Ces fragments de moelle rabique desséchés à
« l'air, sont l'agent préservatif que *M. Pasteur*
« emploie pour prévenir le développement de la
« rage chez l'homme et les animaux. »

Voilà en abrégé la *fameuse invention* de *M. Pasteur*
présentée par un mise en scène très brillante, pas
scientifique, mais hypnotique.

Et c'est pourquoi nous ferons à *M. Pasteur* les
mêmes remarques que nous avons faites à *M. Politini*
c'est-à-dire :

1° Que *pas tous* les animaux qui mordent *sont*
enragés ;

2° Que *pas tous* les mordus des animaux enragés deviennent hydrophobiques ;

3° Que *quelques cas* de rage guérirent spontanément ;

Et que par conséquent la *cure préventive* doit être
considérée problématique.

Et après :

4° Que pour l'inoculation il faut se servir de
la bave d'un animal enragé ;

5° Que la *cure préventive* doit être exécutée sur
les personnes qui sont en *parfaite santé.*

Et de fait, si *Valli* nous a déjà appris que l'inoculation est sans effet lorsque la maladie est déve-

loppée ; je crois qu'on doit dire de même lorsque la maladie est dans l'état d'incubation.

6° Que même si nous admettons que M. *Pasteur* soit arrivé à rendre cinquante chiens réfractaires à la rage (comme *Deidier* l'a déjà expérimenté avec les deux chiens renfermés dans une cave de la pharmacie), nous ne pourrions croire que l'inoculation du *virus*, faite dans les individus qui se trouvent sous l'*incubation* de la rage, *soit logique :* non, elle doit être condamnée, comme nous l'avons dit, pour n'ajouter *somme à somme* au risque du malade.

7° Et après tout, que la *cure préventive;* pour être scientifique, ne doit pas s'exécuter par l'*inoculation* des *identiques*, mais bien des *contraires*, ou par la prescription de remèdes qui déjà donnèrent des résultats heureux, aussi bien comme *cure préventive*, que lorsque la *rage est développée*.

Et pour cela je crois bien plus à la *cure préventive* de la rage obtenue par l'inoculation du poison de la *vipère*, comme aujourd'hui parlent les expériences de M. *Fernandes* de Barcelone ; car plus logique et plus conforme à la raison et aux fondements de la science humaine.

Et vous, M. *Ravelli* de Savigliano, si vous êtes *vraiment médecin*, et que vous avez trouvé un *antidote* de la rage, vous devez le publier, parce qu'il n'appartient pas à vous mais à l'humanité.

Dans le *Cosmos* du 27 sept. 1886, j'ai trouvé que de 1009 *enragés* (il fallait dire *mordus*, non enragés) traités en France, trois seulement moururent: tandis que l'*Intransigeant* nous en donne une liste de 24.

Quoi qu'il en soit, je qualifie ces faits comme impurs, bâtards, pas légitimes; puisqu'ils n'ont pas la certitude scientifique. En effet combien de ces mordus reçurent des morsures par des chiens qui n'étaient nullement hydrophobiques? Et parmi ces mordues combien ne seraient-ils pas restés sains; et combien ne seraient-ils pas guéris spontanément?

Ces fait donc n'infirment nullement les objections que nous avons faites en traitant la question dogmatiquement, comme nous l'ont enseigné les meilleurs médecins, non pas charlatans ni bateleurs.

Après tout, mon cher prof. *Pasteur*, permettez moi de vous poser la question:

Connaissiez-vous l'ouvrage de *Deidier*, les expériences de *Valli*, le rapport qu'il avait écrit aux *Inspecteurs de santé à Paris*, et les *cures de M. Politini*?

Peut-être vous me répondriez que vous n'êtes pas médecin... Et alors?

De quelque façon que ce soit, l'histoire nous dit tout: l'*inventeur* et le *plagiaire* — le *premier* et le *dernier*.

Néanmoins, puisque l'argument est éminemment humanitaire et scientifique, on ne doit rien omettre de ce que l'expérience nous a enseigné.

Et dès que *Dante* nous a avisé que

> " Veramente più volte appaion cose
> " Che danno a dubitar falsa matera
> " Per le vere cagion che son nascose, „

j'insiste que dans l'étude de cet argument on ne doit pas oublier les traitements logiques vantés; et particulièrement les scarifications et la suppuration des blessures; la *cure mercurielle* recommandée par tant de médecins renommés même dans l'*hydrophobie développée;* parce que, comme dit fort bien *Raspail,* l'oublier serait dommage à l'humanité; et je me permets d'ajouter que son oubli serait un outrage à tant d'autorités qui méritent notre estime et notre foi.

Cet opuscule était déjà sus presse, quand j'ai lu dans le journal de Milan *Il Secolo* (4-5 décembre 1886) que M. le D.ᵣ *Bareggi* nous apprend que pour connaître si une personne a été mordue par un chien hydrophobe, il faut examiner le sang du mordu, parce que dans le cas affirmatif, le *microbes* pathogènes s'y manifesteraient.

Connu et admis le fait que lorsque le sang est infecté, la maladie doit se déclarer, M. le D.ᵣ *Bareggi* permettra que je douté de sa théorie.

1° Parce que la théorie des *microbes* pathogènes n'est nullement démontrée;

2° Parce que le *microbe pathogène* de la Rage n'a pas encore été découvert;

3° Parce que, admise encore l'existence des *microbes pathogènes,* pouvant la maladie se manifester autant dans les premiers jours, qu'après un, deux, trois, etc mois; on aura que le temps de l'infection du sang n'est point du tout établi, ce qui sera toujours un obstacle pour retrouver *le corps du délit*, et pour connaître la vérité.

Ce qui sera également contraire à la théorie de l'inoculation vantée par M. *Pasteur*.

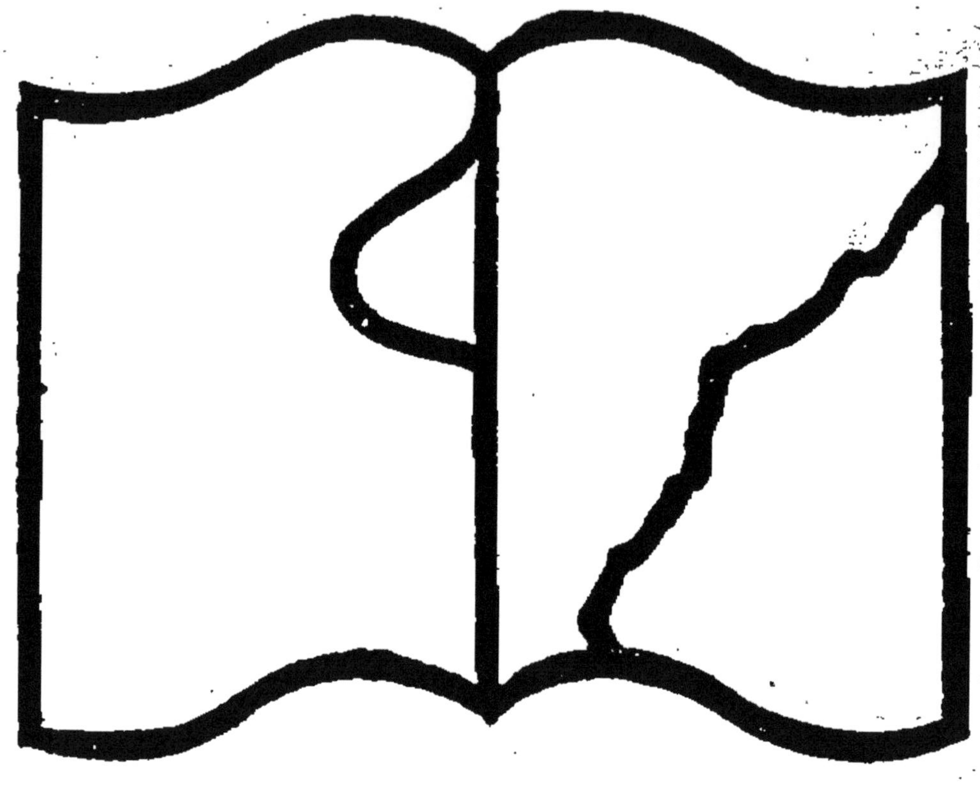

Texte détérioré — reliure défectueuse
NF Z 43-120-11

www.ingramcontent.com/pod-product-compliance
Ingram Content Group UK Ltd.
Pitfield, Milton Keynes, MK11 3LW, UK
UKHW021023120726
13693UKWH00005B/2166